El color de las frutas y verduras

¿cómo influye en nuestra vida?

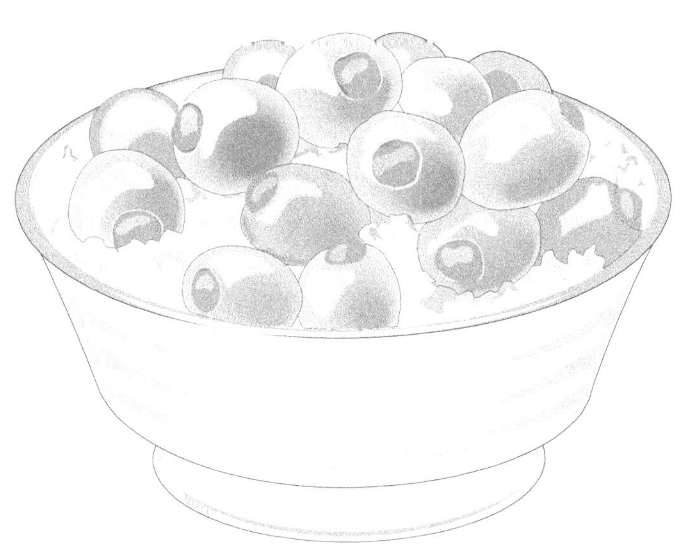

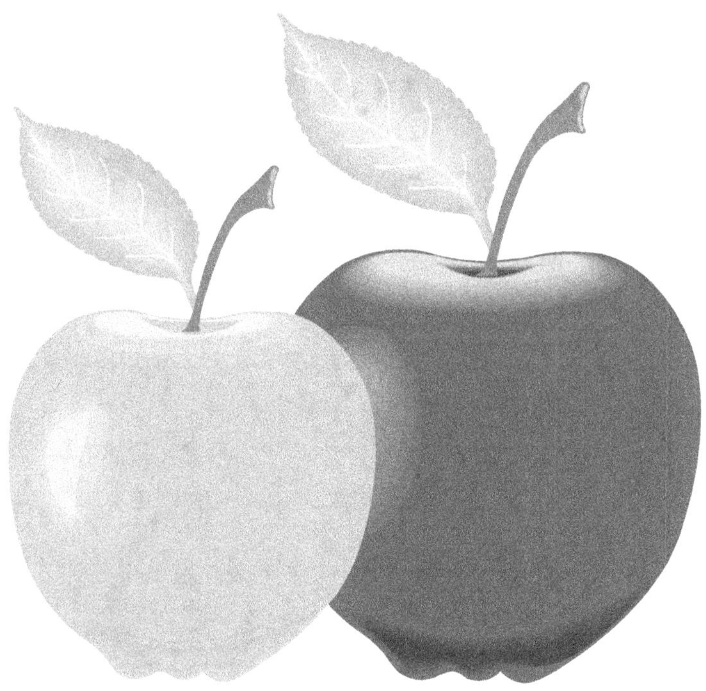

   El color de las frutas y verduras ¿cómo influye en nuestra vida?

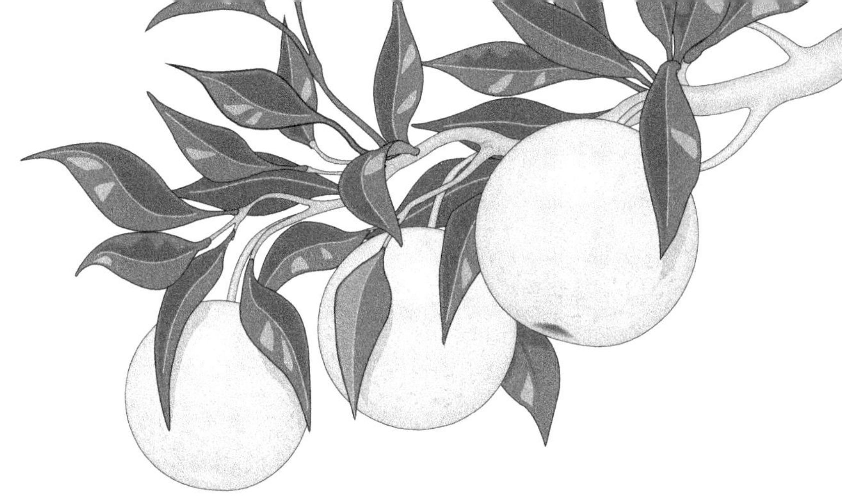

Antes que nada, querido lector, debo aclararte que el objetivo de este libro es guiarte por medio de mis propias experiencias, en forma de sinopsis, la cual te permitirá escoger una buena y mucho más balanceada alimentación, basada en frutas y verduras, enfocándonos siempre en el principio, de que lo más importante a la hora de elegir tus alimentos no es el color de estos, al contrario de lo que muchos puedan llegar a pensar. Debemos valorar siempre y poner en primer lugar los beneficios que nos traen cada uno de ellos, no solo debemos guiarnos por sus colores. Pues, es muy común que las personas se decanten más por colores atractivos que por los nutrientes que pueden llegar a conseguir.

Y justamente es ahí donde quiero entrar yo, para ser tu guía y llevarte de la mano, para hacer ver a las personas que no todo alimento tiene porque ser atractivo visualmente, que al igual que con las personas, lo verdaderamente importante de cada uno de estos se encuentra en su interior, es ahí donde está el verdadero valor.

Es sumamente importante que entendamos que estos colores son solo la percepción que tenemos de cada uno de ellos y que en muchas ocasiones inclusive se pueden ver reducidos a cuestiones culturales, a nuestra propia experiencia o al uso tradicional que se les haya dado.

Por ello, los colores en nuestros alimentos no son prioritarios, lo que verdaderamente importa son los nutrientes que estos pueden aportar a nuestro cuerpo.

Hablaré por mí y te contaré un ejemplo propio; el color del melón me trae recuerdos muy malos, por las diferentes situaciones que me produjo en momentos en que lo consumía, por lo que no tolero su color amarillo pálido y su olor, me trae a la mente recuerdos que no son agradables para mí, esto hace que no lo pueda incorporar en mi consumo diario, a pesar de ser consciente de que es beneficioso para mi salud. Sin embargo, trato de imaginarme otra fruta al momento de verlo, para poder consumirlo, ahí vamos en ese proceso. En algún punto mi cerebro no lo rechazará más, es un proceso que lleva tiempo pero que debo atravesar si quiero disfrutar de todos los beneficios que esta maravillosa fruta tiene para ofrecerme.

Los colores pueden influir en nuestro estado de ánimo, este tema no está sujeto a discusión, está comprobado de manera científica. Estos nos pueden llevar a sentir emociones como molestia, ira felicidad, entre otras. O incluso pueden llevarnos a entrar en un estado de relajación muy profundo, todo dependerá del color por el que estemos rodeados.

Ahora bien, ¿los colores de las frutas pueden tener este mismo efecto en nosotros?

La respuesta es sí, por eso es bueno tener presente que los colores de las frutas y verduras favorecen nuestra salud, lo que podemos esperar de ellos es una fuente rica en nutrientes que nos ayuda internamente a tener un equilibrio de bienestar, es importante saber que el color en su expresión natural es creado por la naturaleza y es único en su forma.

Debido a lo antes mencionado, debemos tener en cuenta sus tonos, su nivel de saturación y de luminosidad, que pueden evocar en nuestra mente sensaciones agradables, pero también pueden realizar el efecto contrario. Miremos, por ejemplo, los colores oscuros y con más sombras, los cuales evocan sentimientos más tristes y pesimistas que los que se encuentran en colores claros e iluminados, donde predomina el blanco.

Para estar más saludable debes consumir frutas y verduras de todos los colores todos los días de tu vida; ya que cada color contiene diferentes fitonutrientes, los cuales te ayudan a mantener una salud óptima; cuando conozcas los beneficios que te ofrecen los fitonutrientes te darás cuenta de lo importante que es colorear tu alimentación, no sólo por un tema visual sino más bien por un tema de salud, es muchísimo más nutritivo ya que los diferentes colores tienen beneficios específicos para tu cuerpo y mente.

Por ejemplo, los nutrientes de las frutas y verduras rojas promueven el bienestar del corazón y la piel. Mientras que los de la gama naranja y amarillo ayudan a mejorar las defensas del cuerpo, un hábito saludable y un buen crecimiento y desarrollo. Por otra parte, el espectro blanco puede ayudar a mantener el bienestar de una buena circulación, función arterial y sistema óseo. También, están los verdes y estos tienen muchos beneficios, como ayudar a mantener el bienestar de las células y las arterias; además de ayudarte a vivir lleno de energía.

Por último, las frutas y verduras de color azul y violeta pueden ayudar en el bienestar del corazón y la piel, por lo tanto consumir frutas y verduras es esencial para una buena salud. Sin embargo, la mayoría de las personas no consumen suficientes al día, las recomendaciones nutricionales sugieren que cada día incluyas en tu alimentación de 3 a 5 raciones de frutas y verduras de diferentes colores, con el fin de mantener tu alimentación lo más equilibrada posible y poder conseguir el cuerpo sano que tanto deseas y buscas.

La gran mayoría de las personas piensan que todas las vitaminas son iguales, lo cual claramente no es así. De hecho, antes de entender lo que son los fitonutrientes, yo pensaba lo mismo. Prestemos atención a la siguiente clasificación:

Los macronutrientes y micronutrientes

Dentro de esta clasificación encontraremos dos grupos totalmente distintos, que muchas personas no conocen y por lo tanto pasan desapercibidos. Por un lado están los macronutrientes, o sea los grandes nutrientes, son los carbohidratos, grasas y proteínas, que proporcionan energía al cuerpo y permiten que crezcan las células saludables. Por otra parte, los micronutrientes, es decir los nutrientes más pequeños, son las vitaminas y los minerales.

Una dieta bien balanceada contiene ambos grupos de nutrientes y es lo que cada persona debería consumir, mientras más equilibrada esté tu alimentación, muchos más beneficios podrás conseguir. Hoy en día, la ciencia ha logrado demostrar que existen otros componentes claves para tener una mejor salud: los fitonutrientes, esto significa básicamente nutrientes vegetales.

   El color de las frutas y verduras ¿cómo influye en nuestra vida?

Mi mamá persistentemente me decía que consumiera los vegetales, ahora sé por qué, esta es justo la razón. Pues, es justo en las frutas y verduras donde encontramos más nutrientes beneficiosos para nuestro organismo. Los fitonutrientes encontrados en estos alimentos tan ricos y sanos ofrecen beneficios a la salud, dichos beneficios se encuentran solo en las plantas, no en fuentes sintéticas, por lo que no debemos intentar reemplazarlos.

Ahora, te invito querido lector a que realicemos este pequeño experimento, cortemos por la mitad una manzana y miremos cómo se comporta. En poco tiempo la parte blanca se vuelve café por la oxidación, este proceso es comparable a los efectos de los radicales libres en nuestro organismo. Los radicales libres pueden tener un efecto muy dañino sobre nuestro cuerpo, podemos crear radicales libres cada vez que comemos, nos ejercitamos e incluso cuando respiramos.

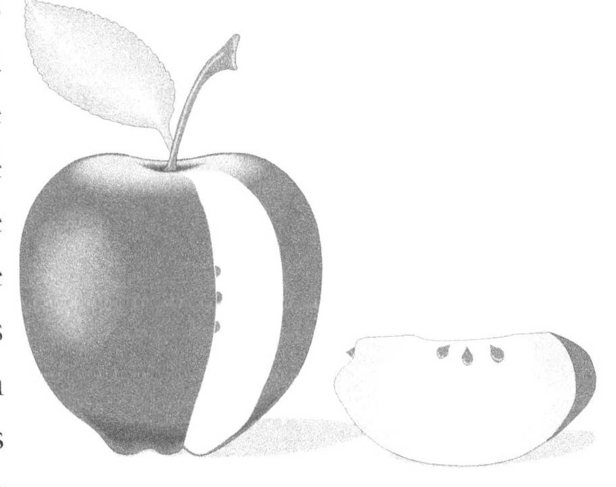

Una de las principales funciones de los fitonutrientes es actuar como defensa natural en las plantas huéspedes, para protegerlas de infecciones y microbios. Pero también le dan el color, aroma y sabor característicos a cada una de ellas. Los fitonutrientes son antioxidantes que auxilian en la lucha contra los radicales libres, una dieta rica en frutas y vegetales ayuda a tener una salud óptima, por lo que son nuestro aliado ideal, nuestra principal fuente de defensa para evitar que los radicales libres tengan el mismo efecto en nuestro cuerpo que en el ejemplo de la manzana.

Estos son algunos de los beneficios que pueden ofrecer los fitonutrientes a nuestra salud:

- El Licopeno se considera beneficioso para la próstata.
- La Lucentina se consideran beneficiosas para la visión.
- La Quercetina se considera beneficiosa para evitar los daños a las células.

Cuando se trata de comida, el sabor es lo más importante, los fitonutrientes son los que le dan color y gusto a las frutas y verduras. A través de los colores de las frutas y verduras podemos conseguir beneficios para nuestra salud, siempre y cuando sepamos equilibrar nuestras comidas de la mejor forma posible, no tendremos porqué prescindir de los ricos sabores para obtener una dieta balanceada.

Por ejemplo, las verduras verdes como el brócoli son ricas en gluten y las rojas como los tomates contienen licopeno, las azules y púrpuras como las uvas proporcionan resveratrol y las naranjas como las zanahorias ofrecen betacaroteno. Mientras que las blancas como la cebolla te proporcionan quercetina; esta variedad de colores te proporciona fitonutrientes que necesitas para mantener un estilo de vida saludable. ¿Ahora ves? Cada color tiene sus propias cualidades y beneficios, he aquí la importancia de consumir un poco de cada uno de ellos. Además, si combinamos esto con una rutina de ejercicio regular, seguro que obtendremos resultados maravillosos en muy poco tiempo.

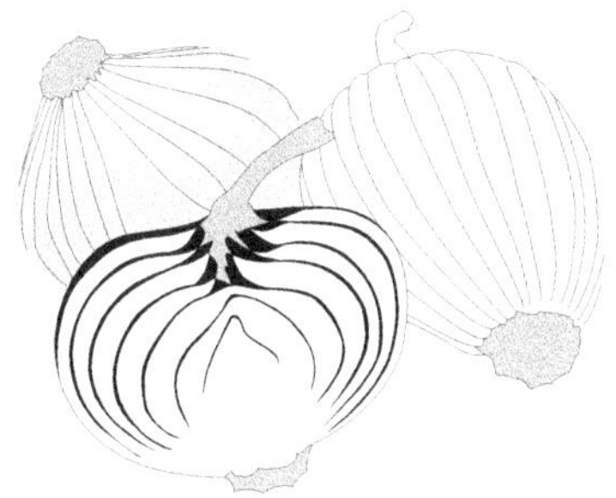

Querido lector no te asustes pues hay tantas cosas que no entendemos que pueden llegar a asustarnos, es allí donde investigamos para poder saber más sobre ello. Por ejemplo; cómo funciona la naturaleza, cómo se combinan todos los elementos en perfecto equilibrio, el solo hecho de no comprender algo por completo no significa que debamos ignorarlo, ¿no sería mejor si aprendiéramos a colaborar con la naturaleza con los elementos y vivir en perfecto equilibrio?, ese es el secreto para mantener el equilibrio en el reino vegetal, observemos como el bosque corteja el suelo sobre el que crece, como la arquitectura del bosque estableció hace mucho una eficacia de la luz en su beneficio, por eso somos lo que comemos.

Para tener claridad en cuales son los grupos y beneficios que podemos consumir en las frutas y verduras, me permito hacer un ejercicio de agruparlos, no sin antes aclarar que cada uno debe escoger los que mejor le beneficien, según sea el caso personal de cada uno, pues recordemos que en esto también interviene la valoración médica o nutricional de los expertos y del médico tratante que cada uno tiene en casa. Además, cada uno de nuestros cuerpos es distinto y cada individuo tiene necesidades únicas que deben ser atacadas de forma distinta.

Esta clasificación no es a priori, como lo enuncié; la Organización Mundial de la Salud (OMS) y algunos especialistas ayudaron con esta clasificación, la cual me permito poner a su consideración para que tomen de ella la que consideren mejor.

El color de las frutas y verduras

Los pigmentos que hacen posible la gran variedad de colores en los alimentos son en realidad fitonutrientes o fitoquímicos, sustancias de origen vegetal que, aunque no tienen un valor nutricional específico, sí han demostrado ser claves para la salud a largo plazo.

El color de los alimentos naturales está determinado por su composición. El consumo de frutas y verduras de múltiples colores nos ayuda a obtener, de forma natural, los distintos nutrientes necesarios para conseguir una buena salud.

Siguiendo esta premisa, las frutas y verduras son clasificadas según su color en los siguientes grupos:

- Verduras de color verde: espinaca, acelga, lechuga, brócoli, apio, espárrago, kiwi, aguacate, entre otros.
- Frutas y verduras de color rojo: tomate, fresa, cereza, melocotón, manzana, pimiento, entre otros.
- Verduras y frutas de color amarillo y naranja: limón, zanahoria, naranja, plátano, melón, pera, pomelo, piña, mandarina, entre otros.
- Vegetales de color blanco: patata, cebolla, ajo, col, puerro, entre otros.
- Frutas y verduras de color azul o púrpura: remolacha, arándano, ciruela, repollo, berenjena, higo, uva, entre otros.

Propiedades de las frutas y verduras según su color

Ahora, es momento de hablar de forma más específica sobre las diferentes propiedades con las que cuenta cada uno de los diferentes grupos de frutas y verduras según el color de estas. De esta forma, serás capaz de diferenciar y determinar cuál de todos estos grupos es el que más necesitas en tu dieta, a pesar de que recomendamos comer un poco de cada uno.

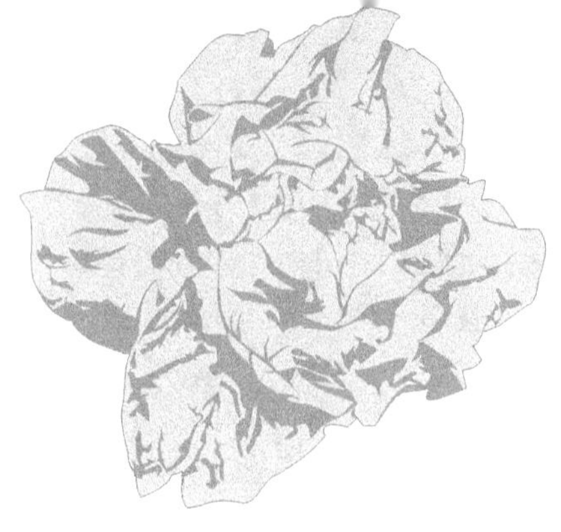

Frutas y verduras de color verde

¿Qué te viene a la mente al leer este título? ¿Te recuerda una rica y clásica ensalada de lechuga con ricos aderezos? Es justo lo que percibo al leer sobre este primer grupo. Pero claro, no sólo encontramos lechuga en esta sección, sino también: Apio, kiwis, uvas verdes, Limones, espinacas, alcachofas, brócoli, entre otros.

Además de su espléndido sabor, las verduras como el apio o la lechuga son ricas en luteína, un antioxidante que incrementa la visión y ayuda a mantener los huesos y dientes fuertes. Por lo que son sumamente útiles para aquellas personas que tienen problemas de calcio, por ejemplo.

Por otra parte, también están las frutas como el kiwi o las uvas verdes, las cuales contienen vitamina C en grandes cantidades, además de muchos minerales, y claro, cabe destacar que 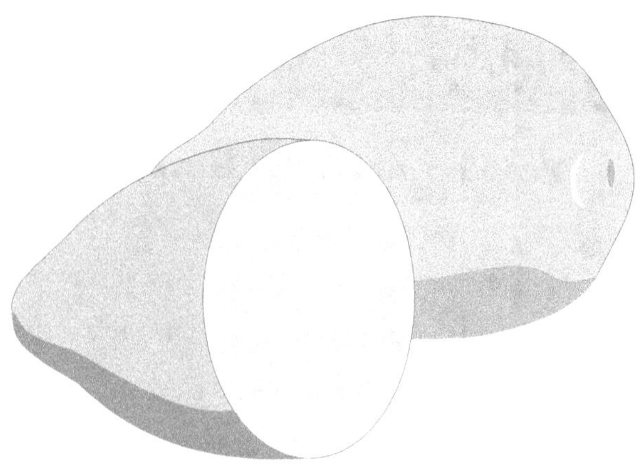 estas dos frutas son excelentes para servir como postre luego de un rico almuerzo. Dicha vitamina no puede ser sintetizada por el organismo, es por ello que es tan importante agregarla a nuestra dieta, hay muchas frutas con vitamina C, además de la famosa naranja, esa fruta que le encanta tanto a los pequeños de la casa como a los más grandes por su increíble frescura.

También, dentro de los alimentos de este grupo podemos encontrar muchos más nutrientes como: clorofila, fibra, luteína, zeaxantina, calcio, magnesio, ácido fólico, vitamina C, calcio y betacaroteno. Esos nutrientes contribuyen a beneficiar la salud del organismo del siguiente modo:

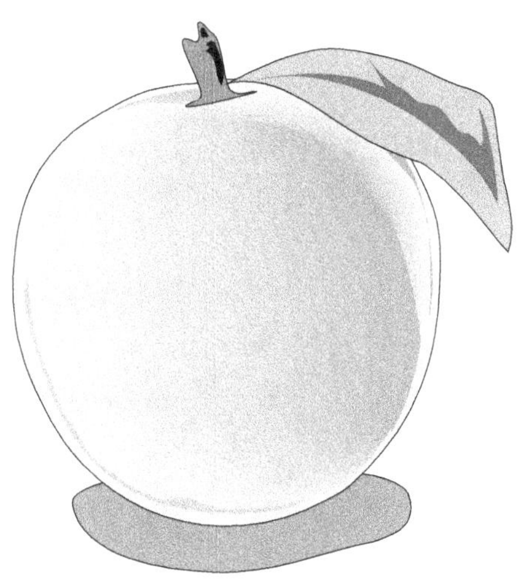

Estos alimentos ayudan a relajar los músculos, lo que es necesario para sentir menos cansancio, por eso son muy recomendables para personas que acostumbran hacer mucho ejercicio. También, se recomiendan puesto que reducen el riesgo de padecer cáncer y ayudan a controlar los niveles de presión arterial y los de colesterol LDL.

A su vez, nos ayudan a mejorar y regular el tiempo de digestión, lo que puede ayudar mucho a las personas estíticas, también mejoran la salud de la retina y la visión gracias a la luteína. Por supuesto, combaten los radicales libres e incrementan la actividad del sistema inmunológico.

Personalmente, este es uno de los colores que más me llaman la atención con respecto a las frutas y verduras, es sumamente llamativo y bonito, más aún cuando se trata de una tonalidad brillante, aunque cabe destacar que esto no es lo más importante, como ya mencionamos anteriormente. En este grupo podemos conseguir los siguientes alimentos: Tomates, guayabas, pimientos, fresas, cerezas.

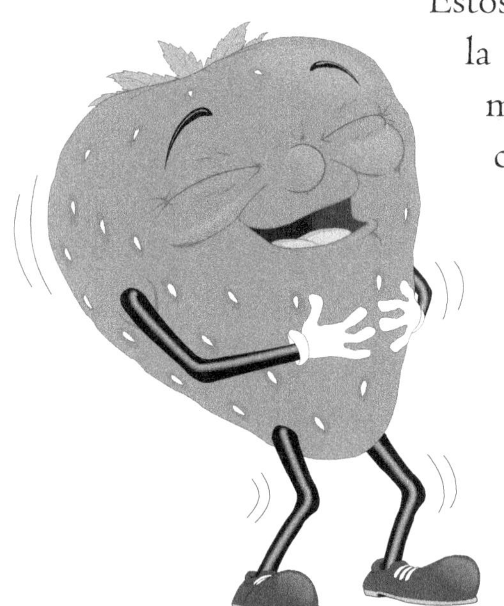

Estos increíbles frutos de la naturaleza tienen este maravilloso tono de color rojo gracias a un componente especial llamado betacaroteno y este también lo podemos conseguir en vegetales o frutos de color naranja. Además, ofrece unas muy buenas propiedades para nuestro organismo.

Gracias al alto contenido de carotenoides, licopeno (tomate) y flavonoides, antocianinas (fresa, cereza) ambos con alto poder antioxidante, ayudan a reducir el riesgo de padecer enfermedades cardíacas, a su vez, tienen efectos antitumorales, antiinflamatorios y antidiabéticos, además del mejoramiento de la agudeza visual y del comportamiento cognitivo. Por lo que son alimentos sumamente beneficiosos y completos, que pueden ayudar de gran forma a nuestro organismo.

Adicional a todo esto, contienen también nutrientes como licopeno, ácido elágico, quercetina, hesperidina, entre otros.

Las frutas y verduras de este grupo ayudan a la salud de la memoria, el corazón, el tracto urinario, entre otras. ¿Qué más se puede pedir?

Pero, aunque parezca increíble, tienen aún más beneficios ya que también, disminuyen de gran manera el riesgo cardiovascular, reducen las posibilidades de padecer cáncer de próstata y nos ayudan a controlar la presión arterial. Además, evitan el crecimiento de los tumores en ciertos niveles, como también ayudan a disminuir los niveles de colesterol LDL. Por último, estos alimentos eliminan los radicales libres y ayudan en la unión de los tejidos en casos de artritis.

Frutas y verduras de color amarillo o naranja

El amarillo y el naranja son colores sumamente lindos, llenos de vida y que pueden hacernos ver las cosas de otra manera. De hecho, estos colores pueden influenciar nuestro estado de ánimo de una forma muy positiva. Cuando hablamos de frutas y verduras de estos dos colores, podemos conseguir estos alimentos: Naranjas, piñas, mangos, melocotones, entre otros. Te parece una lista deliciosa ¿verdad? Esta sección se caracteriza por ser una de las más ricas en cuanto a sabor.

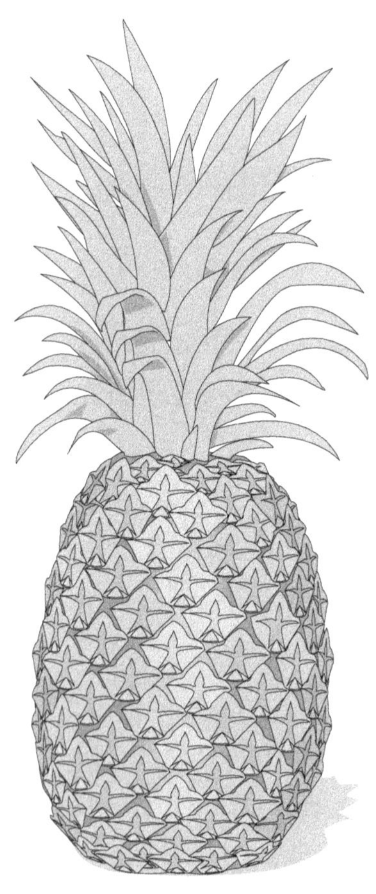

Los alimentos presentes en este grupo, además de ser muy ricos y coloridos contienen muchísimos compuestos beneficiosos como los carotenoides (Beta y Alfa-Caroteno) que son antioxidantes muy eficaces. Dichos compuestos mejoran la visión al convertirse en vitamina A, fortalecen el sistema inmunológico y ayudan a prevenir la aparición de cáncer por sus propiedades antioxidantes.

También, algunas de las propiedades que podemos

conseguir en ellos son betacaroteno, zeaxantina, flavonoides, licopeno, potasio y vitamina C. Adicionalmente, mantienen el corazón sano y fortalecen el sistema inmune. ¿Tienes algún familiar que tenga problemas cardíacos o un sistema inmune débil? Coméntale sobre todos los beneficios que estos alimentos le pueden brindar a su salud.

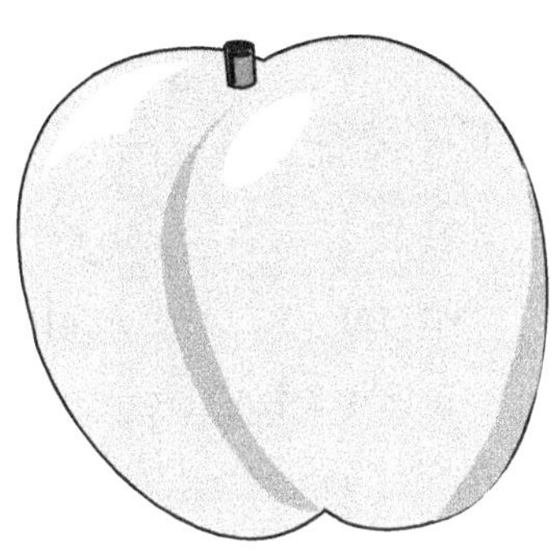

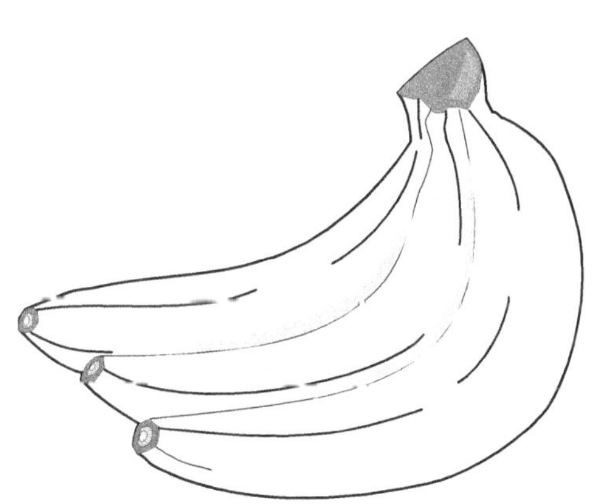

Por si fuera poco, disminuyen la degeneración muscular relacionada con la edad y al igual que otros grupos reducen el colesterol LDL y controlan la presión arterial, por lo que son perfectos para nuestros abuelitos. También, ayudan con la formación de colágeno y la salud de las articulaciones. Además, son una gran defensa contra los radicales libres y fomentan el equilibrio alcalino, lo cual es sumamente importante.

Adicional a esto, aportan mucho a la formación de huesos sanos (junto con el calcio y el magnesio) y mejoran la vista (especialmente la visión nocturna).

Frutas y verduras de color morado

Estas frutas son bastante particulares, puesto que su color sale de lo común, solemos asociar la naturaleza y todos sus productos con colores más parecidos al verde o amarillo, pero claro, esto no quiere decir que estos no sean unos alimentos maravillosos, después de todo ¿a quién no le gusta un rico batido de mora o comerse unas ricas uvas?, Este grupo está compuesto en su mayoría por los siguientes alimentos: Berenjenas, uvas, moras, arándanos, entre otros.

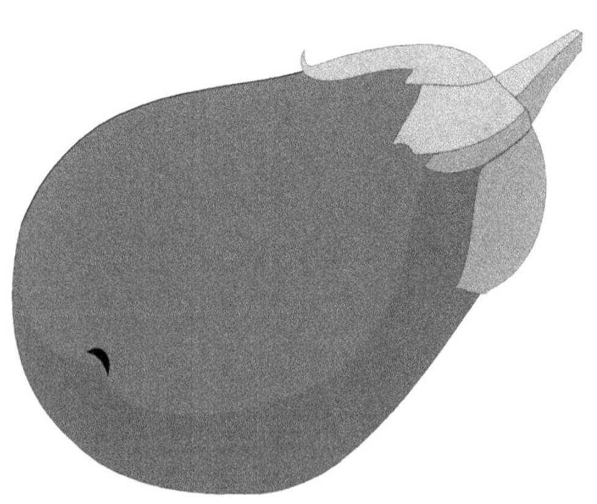

Estos maravillosos productos naturales contienen antocianinas, polifenoles, resveratrol, que mejoran la memoria y ayudan a abrir las vías urinarias. En este sentido, pueden ser de gran ayuda para personas a las que les cuesta ir al baño a orinar o para aquellas que poseen cálculos renales. Estos compuestos junto a otros bioflavonoides ayudan a prevenir los efectos causados por el envejecimiento. También, son muy buenos en la protección contra algunos tipos de cáncer. Contienen, además, vitamina C.

Al ser vegetales ricos en luteína, zeaxantina, resveratrol, vitamina C, fibra, flavonoides, ácido elágico, quercetina pueden ayudar a reducir el perfil de riesgo cardiovascular y mejorar de gran forma la salud de la retina. Teniendo en cuenta la gran cantidad de personas que sufren de una pésima salud cardiovascular hoy en día gracias a la mala alimentación, este es un dato muy interesante.

También, disminuyen en gran manera el colesterol LDL, lo que puede ayudarnos de gran forma, incrementan la actividad del sistema inmune para reducir el riesgo de contraer cualquier enfermedad, aportan para conseguir una sana digestión, mejoran la absorción de calcio y otros minerales y ayudan a combatir la inflamación. ¿Qué más se puede pedir? Son alimentos sumamente completos.

Frutas y verduras de color blanco

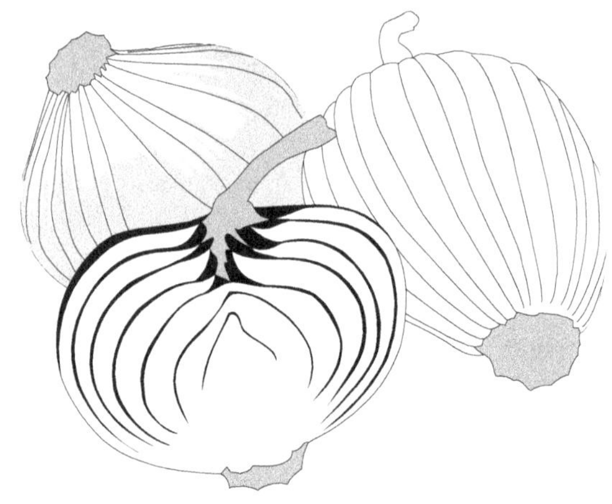

Me encanta consumir las verduras de este grupo, le aportan un sabor increíble a la comida y me traen muchísimos recuerdos de los platillos que preparaba mi madre. Y lo mejor de todo es que además del sabor increíble de estos alimentos, aportan una inmensa cantidad de nutrientes que nuestro cuerpo puede aprovechar. En donde se destacan los siguientes alimentos: cebollas, ajos, cocos, manzanas, peras, entre otros. ¿Qué sería de un buen guiso sin ajo o cebollas? Este par de verduras nos permiten mantener niveles sanos de colesterol, mejorar la salud coronaria, y a evitar la formación de coágulos. Por otra parte, el coco, la manzana y la pera contienen muchas vitaminas y minerales como el potasio.

Además, estas son ricas en, alicinas y otras sustancias bioflavonoides. También ofrecen beneficios bastante interesantes como disminuir el riesgo de padecer un accidente cerebrovascular, ayudan con la formación

 El color de las frutas y verduras ¿cómo influye en nuestra vida?

de enzimas que son ideales para combatir infecciones bacterianas, las cuales son mucho más comunes de lo que muchas personas pueden llegar a pensar, por lo que es importante prevenirlas.

También, permiten mantener los niveles sanos de colesterol cuando se encuentran en un rango normal, promueven la salud coronaria, previenen la diabetes además de que mantienen los huesos sanos y fuertes. Por lo que no son sólo alimentos muy ricos, sino que nos ayudan a mejorar nuestra salud en muchos ámbitos diferentes, personalmente hablando este es uno de mis grupos de frutas y verduras favorito.

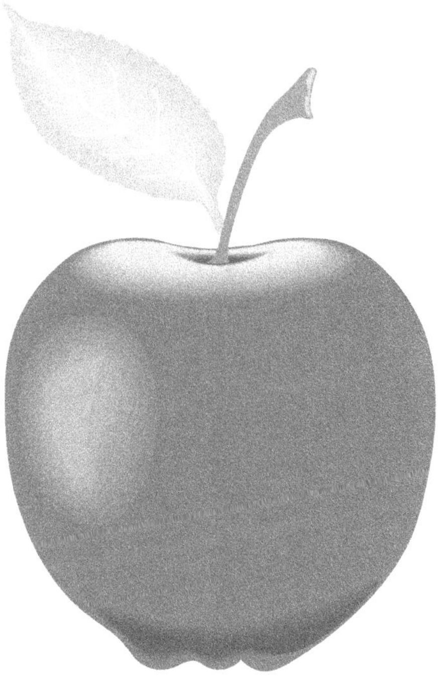

Ahora que conoces más sobre el tema de los colores en nuestras verduras y frutas te invito, querido lector, a que poco a poco hagas un cambio en tu dieta. Sé que no será algo que logres implementar de la noche a la mañana, es un proceso que lleva tiempo y esfuerzo pero que trae consigo muchísimos beneficios.

Una dieta equilibrada en colores y sabores, permitirá que consumas la mayor cantidad de fitonutrientes posible, por lo que podrás notar como tu cuerpo se fortalece y tu salud mejora.

Al igual que te comenté al comienzo de este pequeño libro, yo mismo desconocía todo este tema e incluso había frutas que no consumía porque les tenía cierto recelo, pero al conocer las cualidades de cada alimento, entras en cuenta de lo importante del equilibrio. Nuestra naturaleza es maravillosa y es capaz de brindarnos los elementos necesarios para vivir una vida plena, sana y en armonía con nuestro cuerpo. Para lograrlo, únicamente debemos informarnos más y entender sobre el gran aporte de los fitonutrientes y las dietas equilibradas.

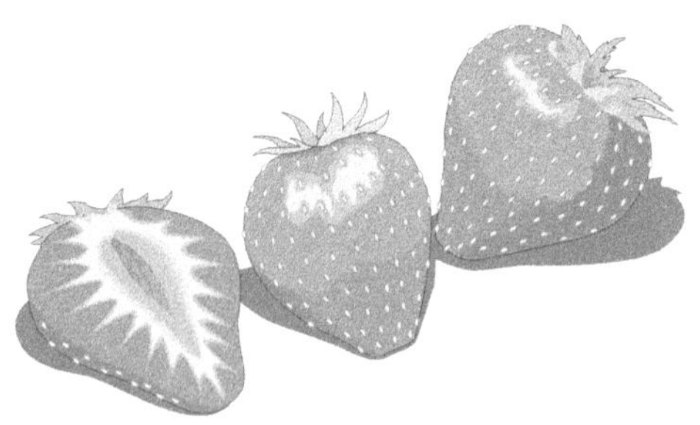

Bibliografía:
Organización Mundial de la Salud (OMS)
wikipedia.org - Propiedades de los alimentos - El color de las frutas y verduras.
Nutrilite - David Groh, investigador en el Centro de Salud Óptima.